婦科秘方

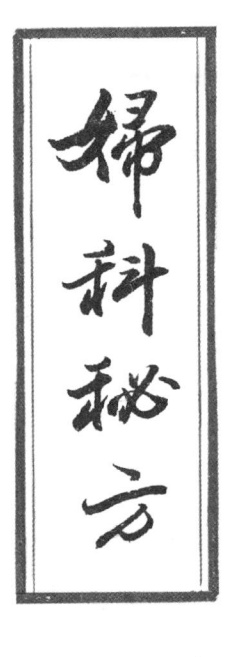

序

漢書藝文志載婦人嬰兒方十九卷此婦科專書所由昉矣唐書藝文志載楊氏產乳集驗方三卷此產科專書所由昉矣金匱要畧中治婦人之方嘗別錄單行千金要方列婦人妊娠於首無非以廣生達生爲重而已婦科秘方一書蕭山竹林寺老僧傳諸異人夏晴嵐少府借錄於還俗僧范某而西湖春崖氏刻於雲南者也胎產護生篇一書淮南李小有長科得前明漳州顏壯其茂猷所序四明卜氏所傳產家要訣益以家藏良方

復請程還九及當湖陸予綿錫禧京口何繼充何嗣充毘陵楊季衡啟鳳爲之參定而淸源林恕菴秀于東長泰先後刻之者也道光己丑庚寅間梅氏合刻此二書並增補數十方於婦科秘方之內咸豐辛酉其板重刊而流播未廣勒少仲方伯與文瀾購得是書喜其詳贍分明便於檢閱因復授梓以廣其傳剞劂告成爰檃括舊序之要語以誌緣起俾閱者咸知功效久著惠濟良多庶幾宇內風行引仁術於勿替焉

同治丙寅孟夏秀水杜文瀾序

婦科秘方目錄

月經四十症
增補調經並氣血塊等症十症
血崩並赤白帶下八症
種子五方
驗胎並保胎轉女爲男法五方
胎前三十八症
增補胎前二十六症
產後附產後必要二方十五症

增補產後十九症
理產回生丹治產後附經閉經遲胎產下血二十症
難產附死胎並胞衣不下十二症
催生十四症
婦人陰戶八症
乳門十五症
婦人腸肚生癰足指生瘡三方

一症月經前期

其症經前血來 如膽水五心作熱小腹腰痛面色痿黃不思飲食 乃氣虛也先用黃芩散退其煩熱後用調經丸次月色勝而愈

黃芩散

黃芩六分 川芎八分 當歸 白芍 蒼朮各一錢 甘草三分 知母 花粉各五分

水一碗煎七分溫服

調經丸

三稜　莪术　白芍　生地各一錢　元胡　茯苓各一兩　川芎八分　小茴八分　八角八分　烏藥八分　熟地一錢　砂仁五分　香附一兩二錢　秦歸一錢

共爲細末米糊爲丸如桐子大不拘時酒下一百丸

二症月經後期

其症經來如屋漏水頭昏目暗小便作痛更兼白帶喉中臭如魚腥惡心吐逆先用理經四物湯次用內補當歸丸次月卽愈

理經四物湯

川芎　生地　白朮　柴胡　當歸　香附　元胡各一錢　白芍　三稜各八分　黃芩八分

水一碗煎七分臨臥服如有白帶加小茴一錢

內補當歸丸

當歸　川斷　萸肉　蒲黃炒黑　白芷　厚樸　茯苓　蓯蓉各一兩　阿膠一兩　甘草　乾薑各五錢　川芎八錢　熟地一兩五錢　製附子三錢

共爲末煉蜜爲丸如桐子大空心酒下八十丸

三症經來或前或後

此症因脾土不勝不思飲食由此血衰經水或在後

次月飲食多進經水又在前不須調經只宜理脾

脾土勝血旺氣勻自然經水應期當服紫金丸

紫金丸

陳皮五錢　紅豆六錢　良薑　莪术　烏藥各八錢　檳榔六錢

枳殼八錢　砂仁六錢　三稜一兩

共爲細末米糊爲丸如桐子大食後米湯送一

百丸或加小茴六錢香附四兩酒醋各二兩

製服

四症血虛發熱

此症因婦人性急於行經時房事觸傷脇中結一塊如雞子大在左右兩脇月水不行五心發熱目暗頭昏咳嗽生痰先用逍遙散止其熱次用紫菀湯止其嗽若過半年則无救矣

逍遙散

秦歸　白术各八分　地骨皮一錢　柴胡八分　黃芩六分　薄荷四分　膽草五分　石蓮肉一箇　花粉八分　白芍八分

水煎七分空心服

紫菀湯

阿膠炒研八分衝服　北五味五分　貝母去心　紫菀去梗　蘇子炒研八分

杏仁去皮尖一錢五分　桑白皮蜜炙一錢　知母炒一錢　枳實一錢　桔梗八分　款冬花六分

水一碗煎七分臨卧服

五症經閉發熱

此症因行經時及產後食生冷水果等物所致蓋血見水則凝滯初起三日生寒作熱五心煩熱脾土

不勝若半年一載不治變作骨蒸子午發熱潮熱
肌肉削瘦泄瀉不止恐難保矣須照前症逍遥散
紫菀湯治之倘病入重甚用鴉片三釐調甘草湯
送下有起死回生之功方見前

六症經行氣痛

此症經來一半氣虛作瀉乃血未盡腹中作痛變發
潮熱或竟亦不發熱當用紅花散破其餘血則熱
止痛安

紅花散

紅花炒　牛膝　當歸　蘇木各一錢　三稜八分　莪朮八分

枳殼六分　赤芍八分　川芎五分

水煎服

七症經來不止

此症經來或半月或十日不止乃血熱妄行當審其婦曾吃椒薑熱物過度是爲實症用金狗散治之

金狗散

川斷　地榆　阿膠炒成珠　白芷　金毛狗脊各一錢

白芍　川芎　黃芩炒各一錢　熟地二錢

水煎服一帖

八症經來如黃水

此症乃虛症不可服涼藥用加味四物湯以暖其經和其血次月血勝而愈

加味四物湯

川芎　當歸　烏藥　元胡各一錢　白芍　小茴炒各八分　熟地二錢

薑三片棗二枚水一碗煎七分空心服

九症經來如綠水

此症全無血色乃大虛大冷不可用涼藥用烏雞丸服至半月非但病愈而且有孕矣

烏雞丸

天雄　附子　當歸各三錢　鹿茸　山藥　蓯蓉

肉桂　茯苓各一兩　蒲黃炒黑　白芍　萸肉各一兩　熟地五錢　川芎五錢　烏雞肉酒蒸三兩

共爲末米糊爲丸如桐子大空心酒下一百丸

十症經來白色

此症竟無血色五心煩熱小便作痛面色青黃乃血

氣虛也亦宜用烏雞丸服之若服半月定然有孕

十一症經水成塊葱白色又如猪血黑色

此症頭昏目暗唇淋乃虛症也切勿用涼藥急宜用

內補當歸丸方見第二症

十二症經來臭如夏月之腐

此係身衰血弱更傷熱物所致舊血少新血不接則臭如夏月之腐譬如溝渠積久無雨則臭也宜用

龍骨丸立效

龍骨丸

龍骨　螵蛸　牡蠣　生地各一錢　當歸　川芎

茯苓各八分　黃芩六分　白芍八分

煉蜜爲丸如彈子大空心酒下一丸

十三症經來不止如魚腦髓

此症兩足疼痛不能動履乃下元虛冷更兼風邪所

致宜用甦風止痛散

天麻　僵蠶　烏藥　牛膝各一錢　石南藤　獨活

紫荆皮　當歸　乳香各一錢　川芎五分　骨碎補一錢

研薑三片葱二根水煎服

十四症經來如牛膜片

此症經來不止兼如牛膜片色樣昏倒在地乃氣結成也其症雖驚其人無事用硃雄丸立效

硃砂二錢 茯苓一兩

共爲末水和爲丸如梧桐子大薑湯送下五十丸

十五症經來下血胞

此症經來不止或下血胞三五個如雞子大似絮用刀割開似石榴子其婦昏迷不省人事服十全大

補湯三五劑立愈

川芎　白芍　人參　茯苓各八分　當歸　白朮

黄耆各一錢　肉桂五分　熟地二錢　甘草五分

薑三片棗三枚水一碗煎七分空心服立效

十六症經來痛如刀割

此乃血門不通人皆用八珍散我用牛膝湯一劑有

功

牛膝三錢　乳香二錢　麝香一錢

水一碗半入牛膝煎至一碗臨服入乳香麝香

於空心服一帖卽愈如火症用硃砂六一散

十七症經來弔陰痛不可忍

此症有筋二條從陰弔至乳上疼痛身上發熱宜川楝湯二帖立愈

猪苓　澤瀉　白朮　小茴炒　大茴炒　烏藥　川楝子　延胡　乳香各一錢　木香　麻黃　檳榔各五分　薑葱水一碗煎熱服汗發立效

十八症經來未盡潮熱氣痛

此症經來一半覺口燥小便痛徧身潮熱頭痛皆因

傷食并食冷物血滯不能行有淤血在內不可用

補只宜涼藥若痛用莪术散

莪术　三稜　紅花　牛膝　蘇子各一錢

水一碗煎七分空心服

十九症經來盡作痛

此症手足麻木乃腹中虛冷氣血衰甚用四物湯立

效

人參　川芎各一錢　當歸一錢　杭芍一錢酒炒

薑三片棗二枚水煎服

二十症經來小腹結成一塊如皂角一條橫過疼痛

此症不思飲食面色青黃急用元胡散治之半月其塊卽消

元胡散

元胡四錢 髮灰三錢

共爲末酒調服

二十一症經來脇氣痛如疮一塊在脇內其血淡黃色

此症宜治塊爲先用四物元胡湯立愈

四物元胡湯

川芎　當歸　白芍各八分　熟地一錢五分　沉香三分　元胡一錢二分

加薑三片水煎服或用

當歸　川芎　元胡　白芍各四錢　沉香三錢

分作四劑水煎服或爲末老酒送下亦可

二十二症經來徧身疼痛

此症經來二三日疼痛徧身者乃寒邪入骨或熱或不熱宜解表以烏藥順氣散發汗而安

烏藥　僵蠶　白芷　陳皮　枳殼各八分　炮薑

甘草各五分 麻黃四分

薑三片葱一根水煎服

二十三症觸經傷寒

此症經來忽然誤食生冷徧身潮熱痰氣緊滿惡寒

四肢厥冷乃觸經傷寒急投五積散立效

厚樸 陳皮 茯苓 白芷 枳殼各八分 川芎五分

半夏 香附各一錢 蒼术 柴胡各四分 乾薑五分 青皮

肉桂六分 紫蘇梗 地骨皮各五分

薑三片葱二根水煎熱服

二十四症逆經上行

此症經從口鼻中出因過食椒薑熱毒之物所致用

犀角地黃湯數帖立愈

犀角　白芍　丹皮　枳實　黃芩各一錢　生地二錢

紫蘇梗八分　橘紅　甘草各三分　百草霜八分

水煎空心服

二十五症經從口鼻中出不行下而行上五心發熱咳

嗽氣緊當用紅花散七帖推血下行次用冬花散止

咳嗽服七帖熱去全安

紅花散

紅花　蘇木各八分　黃芩　花粉各六分

水煎空心服

冬花散

枳實　粟殼蜜炙　紫蘇梗　蘇子　紫菀　桑皮炒

知母各八分　石膏　杏仁各一錢　冬花蕊八分

水煎空心服

二十六症逐日經來

此症經來日有幾點則止過五日或十日又來幾點

一日來三四次面色青黃先用膠艾湯一二帖次用
紫金丸次月即愈
紫金丸見第三症
膠艾湯
川芎八分 熟地一錢 艾葉三錢 阿膠一錢炒研
棗三枚空心煎服
二十七症經來狂言如見鬼神
此症經行時或因家事觸怒氣阻逆血攻心不知人
事狂言讝語先用麝香散甯其心後用茯苓丸除

根

麝香散

麝香　辰砂　甘草各三分　木香五分　人參　紫蘇梗

柴胡　茯神　遠志去心各八分

水煎不拘時服

茯苓丸

茯苓　茯神　遠志去心各八分　硃砂五分

猪心一箇米糊爲丸金銀器煎湯送下五十丸

二十八症經來常嘔吐不思飲食宜用丁香散

丁香　乾薑各五錢　白朮一錢

共爲末清晨米湯送三匙

二十九症經來飲食後即吐

此症痰在心胸隔住米穀不思飲食先用烏梅丸化去痰涎後用九仙奪命丹立愈

烏梅丸

硃砂　雄黃　木香各五錢　乳香　沒藥各一錢　草果一箇

烏梅肉爲丸彈子大每服用黃酒化一丸含之

九仙奪命丹

豆豉　枳殼　木香　蒼术　陳皮　山查子各一錢　草果一箇　厚樸　茯苓各二錢

共爲末薑湯調服

三十症經來徧身浮腫

此因脾土不能剋化故變爲腫宜用木香調胃散

木香　陳皮　甘草各三分　三稜　莪术　木通各八分　山查八分　紅豆蔻三分　香附　砂仁各一錢　薑皮三分　車前子一錢　大腹皮八分

水煎空心服

三十一症經來泄瀉如乳兒屎者

此乃腎虛不必治脾用調中湯七帖立效

人參　白术各八錢　北五味　甘草各三錢　乾薑五分

薑三片水煎空心服

三十二症經來痢疾或前或後

此症月水將臨傷食椒薑雞肉熱毒之物至五臟變

作痢疾諸藥無效宜用甘連湯三帖如神

甘草五錢　川連薑炒二錢　乾薑一錢

水煎不拘時服

三十三症經來大小便俱出

此症名曰蹉經因食熱湯過度多積而成宜用五苓散解熱毒調其陰陽即安

猪苓　澤瀉　白朮　赤苓　川芎　阿膠炒　當歸各一錢

水煎空心服

三十四症經來咳嗽

此症喉中出血乃肺燥金枯即用茯苓湯去其咳嗽

須用雞蘇丸除根

茯苓湯

茯苓 前胡 半夏 紫蘇梗 枳實 陳皮

葛根各八分 當歸 白芍 生地各一錢 人參 蘇子

各五分 甘草三分 桑皮六分

薑三片空心煎服

雞蘇丸

蘿蔔子九升 川貝母四兩

共爲末蜜爲丸如桐子大空心白滾水送五十

丸

三十五症經來腹如鼓大

此症二三月不來故大如鼓人皆以爲有孕一日崩下血來血胞內有物如蝦子樣昏迷不知人事若體勝者只服十全大補湯（方見十五症）十可愈如形瘦體虛者十死無生

三十六症經來小便出白蟲

此症經來血內出白蟲如雞腸大滿腹疼痛治宜推蟲於大便先用追蟲丸後用建中湯補之

追蟲丸此方必須認證的確如口唇時紅時白嘔惡腹痛方是有蟲如口唇如常腹不痛慎勿亂服

麝香五錢 檳榔 牽牛 續隨子 甘遂 大戟各五錢 大黃二兩 紫菀花五錢

共爲末麵糊丸如桐子大多少歲用多少丸酒送下

建中湯

黃耆 肉桂 甘草各五錢 白芍一兩

共爲末湯下

三十七症經來潮熱旬日不思飲食

此症經來胃氣不開故不思飲食開胃爲先不必用別藥只用鴨血酒卽安將白鴨頭頂上取血衝酒服之一云鴨舌尖上取血服之

三十八症女子經閉

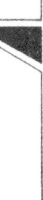

夫室女月水初行血海不知保養幷將冷水洗手血見冷卽凝不出血海以致經閉面色青黃徧身浮腫若作水腫治之不效宜用通經散疏其血消其腫

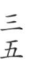

通經散

三稜　莪术　赤芍　川芎　當歸　紫菀花

劉寄奴各八分　穿山甲一片

米糊爲丸酒送下

三十九症經來吐蛔蟲

此症經來寒熱四肢厥冷大汗吐蛔蟲痰氣緊滿有死無生可用使君子一二十箇搥爛火煨茶送

四十症血山崩

若初起者宜用十灰丸崩久體虛者宜雞子湯如小

腹痛用加味四物湯服之愈方見第八症

十灰丸

阿膠五錢 苧根 側栢葉 棕櫚 蘄艾 棉絹

胎髮各一團 百草霜 白茅根各一錢

各燒灰存性爲末白滚水送下

雞子湯

雞子三箇 葱根三一 薑一兩

其擣如泥以麻油鍋内炒熱入老酒去渣熱服

增附經疾並血塊氣痛等症

治經行腹痛

桃仁七粒水泡去皮尖研如泥百草霜一錢細研無灰酒衝服

治經來作痛

老薑四兩

搗汁將薑渣入老酒二碗鍋內一蒸取起入薑汁服發汗立愈

治經行三四日不止

牛膝根入雞腹內甜酒煮吃或紅花煮酒每臨臥常飲一二三盃效

治月經逆行血從口鼻中出者
上好陳墨水磨濃一小盞服之其血立止再以歸尾紅花各三錢水半鍾煎八分空心溫服效

治婦人室女經脈不通神效方
大黃燒存性 生地各二錢
共爲末空心老酒調服

治婦人乾血氣滯調經丸
川大黃四兩爲末釅醋熬成膏丸如芡實大每服一丸酒化開臨臥服大便利紅脉自下眞仙方也

或加香附　便利紅脉自下眞仙方也

又方　加童便浸炒香附末二兩入膏爲丸桐子大熱酒下四十丸

又方　治婦人血塊氣痛甚者爬床席十指出血

用川錦紋大黃一斤作四分四兩酒煮七次四兩醋煮七次四兩童便煮七次四兩鹽水煮七次共曬乾合一處蒸之如此蒸曬七次爲末用　當歸　熟地各一兩拌煎濃汁一碗爲丸如桐子大每遇心疼氣痛用小茴香炒研七分煎湯送下三十丸有塊

者一月之內下小小血粒自此除根不痛經血不
通紅花湯下

治血氣血積血癖

用藕節荷葉蔕各等分爲末每服二錢七分熱酒調
下或煎服不拘時每日三服大效

治婦人痃癖及血氣塊等症神效

用豶猪肝一具可及十兩者以巴豆五十枚去皮殼
入肝內用鹽醋三碗煮肝極爛去巴豆不用入京
三稜末調和乾濕得宜丸如桐子大每服五丸食

前温酒送下此方用巴豆須分寒熱如寒症遇暖而安遇寒卽痛熱症口渴作乾飲水不可服此方

治婦人虛羸有鬼胎癥塊經血不通

芫花根三兩炒黃色

爲末每服一錢桃仁煎湯下

治婦女癥瘕并男女痞塊諸藥不效神方

冬青葉連枝三十斤蓼花十五斤同入銅鍋內用水二三桶煎至半桶撈去渣再用微火熬成膏至半碗取起稍冷加狼毒末五錢樟腦三錢眞麝香一

錢共研極細入膏內攪勻磁瓶收儲用細青布攤

貼雖年深月久者一貼即散神效無比至於流走

污衣洗之卽去勿以爲嫌但此藥尅伐凡遇婦女

必確知眞是癥瘕乃可攤貼若係胎孕萬勿輕用

又方　只用冬青葉一味擣爛入酒糟同炒熱包患處

冷則易之四次卽愈

又方　獖猪肝見前

血崩並赤白帶門

治血山崩秘授神方

尋白毛黑肉雄雞一隻弔死水泡去毛并腸雜不用將金櫻子根洗淨切片入雞肚內酒煮熟去藥將雞酒任意食之卽愈

治血山崩屢試屢驗方

熟地　當歸　白芍　阿膠蛤粉炒　荆芥穗　地榆各一錢　川芎五分

水一碗煎七分空心服

治血山崩經驗效方

當歸　白术　生條芩　金釵石斛各二錢

加艾葉三片水三碗煎七分服之神效

治血山崩秘方

火漆不拘多少入無油鍋鎔化炒黃黑色候黑烟盡

白煙起取出研極細末每服三錢空心好酒調服

至重不過三服卽愈（此方用漆須週身退麩皮方可用得）

治血山崩簡易方

核桃仁十五枚燒灰存性研末作一服空心温酒調

服卽止

或生藕取汁衝熱酒服或藕節七箇煎湯服或蓮蓬

煎湯服俱效

治血山崩初起方

用五靈脂末半生半炒每服二錢温酒調下能行血

止血極妙

治肝經有風血崩者卽驗神方

防風去蘆炙赤爲末每服三錢酒煮白麪湯空心服

治血崩暈倒忽然暴下血流盈盆看看至死或時崩不

斷卽服千金止血散立效

貫衆檢雌雄者一對長者爲雄小而圓者爲雌共燒

灰存性研爲細末黃酒送下

治崩中赤白帶下

用墓頭回一把（其草出河南）水酒童便各半盞新紅花一

撮煎七分臨臥服近者一服遠者三服其效如神

治赤白帶下年久黃瘦不愈服之一劑止帶成胎並治男

子白濁神效方

蒼朮一斤炒黑爲末用糯米醋糊爲丸如梧子大每

服五十丸空心淡鹽湯或好酒下晨夕二服

治赤白帶下不能成孕者服收帶丸神效方

香附四兩白芷二兩石硫黃入豆腐煮一晝夜取硫黃一兩

花椒共爲末蜜丸桐子大每服二錢紅米酒釀

下白滚水亦可服此經水調帶自止

治赤白帶神效方

棉花子炒焦存性一兩栢子炒焦存性三錢

共爲細末空心服三錢黄酒調下

治赤白帶下月經不行不能育者

白礬　蛇床子各等分爲末　醋糊爲丸如彈子大用綢

包裹線紥緊留線頭尺許引過筆管送入玉戶內

三四寸取出筆管留線在外定坐半日俟熱極帶線取出等小便後再換一丸如前送入戶入病囊隨藥而出永除此患

又方　鹿角煅存性為末每用甜酒調服三錢

治赤白帶下

龜甲　鱉甲各四兩醋炙　牡蠣一兩火煅

共為末醋糊為丸如桐子大早晚二次溫酒下三錢

又方　赤者用紅雞冠花白者用白雞冠花每早搗碎

衝甜酒去花飲酒忌用熱酒

治白帶如神

風化石灰一兩　白茯苓二兩

共爲細末水丸如桐子大每服三十丸空心白滚湯下

治白帶神方

硫黃不拘多少將豆腐剖中心入硫黃在內仍用豆腐蓋好用砂鍋一口底內以草鋪好置豆腐於草上仍用草蓋之入水煮一日頻頻添水煮豆腐黑

而止取出硫黄研爲細末再用白芍紙包水浸濕
火煨切片爲末各等分一處和勻水打麪糊爲丸
如桐子大每早空心服五分好燒酒送下服五日
即效如未愈每早再加五分即效

治血崩血淋神方

美人蕉一大片鍋內炒存性爲末黄酒調服立效

種子門

龐夫人年三十九歲無子服此丸十四日即有孕後生
九子此方夫婦可同食

吳茱萸　白附子炒　桂心　人參各四錢　陳皮　茯
苓各一兩　五味子　石菖蒲各四錢　白芷　白蘞各一兩
厚樸　當歸各三錢　牛膝　細辛各五錢　乳香二錢　没藥
八分

藥十六味擇壬子日共合細末煉蜜爲丸如
細小豆大每早空心服十五丸温酒下不可
多服經盡後三日連進三服交合必有孕不
必再服恐雙生也

婦人種子奇方

尋白毛烏骨雞一隻要蓬頭綠耳五爪者佳生蛋取用一箇以艾五錢陳黃酒一斤煎滾五六次將艾撈出入前蛋一箇煮老去壳用細銀針刺孔七箇入酒內再煮以老爲度連酒蛋服之如經前腹痛者只飲酒勿喫蛋

以上酒蛋須經前服之調經活血煖子宮眞秘驗之奇方也

種子仙方

用魚鰾一斤切碎以麥麩炒成珠去麩黑芝蔴一斤

另炒共爲細末將一半煉蜜爲丸一半米糊爲丸

每早男婦和勻各服五錢好酒送下

種子藥酒方

核桃肉　黑小豆各八兩　圓眼肉四兩　當歸一兩　肉桂三錢

砂仁一兩　生地一兩　廣木香五錢　枸杞一兩　麥冬一兩去心　白酒

漿　好燒酒各五斤

右藥用絹袋盛之同二酒入罐內封固月餘隨

意飲之

丸藥方

魚鰾膠（蛤粉炒）一斤　枸杞子（去梗）　當歸　杜仲（鹽水炒）　牛膝

沙苑蒺藜（略炒）　核桃肉（各八兩）

共爲細末蜜丸如桐子大空心白滾水下每服

三錢

驗胎方

婦人經水不行已經三月者

用川芎爲末濃煎艾葉湯空心調下一二錢覺腹內微

動則有胎也臍之下動者血瘕也連服三次全不

動者是血凝滯病也

治婦人經水過月不來難明有孕無孕
好醋煎艾服半盞後腹中反痛是有孕不痛是無孕

轉女爲男法
凡婦人始覺有孕卽取明雄黃一兩以絳袋盛之佩于身左則生下必男現有以佩小肚下驗者

治婦人三四箇月小產服保胎丸永不小產
續斷酒炒杜仲鹽水炒斷絲各半斤
共研末益母膏丸如菉豆大每服三錢空心黃酒下紅米湯亦可

婦人懷胎至三四箇月必墮不肯服藥者

用四五年老母雞煮湯入紅壳小黃米煮粥食之不

數次而胎安完固至滿月而生矣

胎前門三十八症內十三症附胎前經來一條

一症胎前惡阻

其症胎前吐逆不思飲食腹內作痛乃胎氣不和因

而惡阻用和氣散去丁香木香一劑而安

和氣散

丁香　甘草各三分　木香　砂仁各五分　陳皮　紫蘇

梗　厚樸　小茴各八分　蒼朮四分

水煎加盐智霍香服

二症胎前潮熱氣痛

此症內受熱毒宜用五苓散一二劑而安

五苓散方

白朮　茯苓　澤瀉　猪苓　肉桂　黄芩各等分

水煎服

三症胎前發熱

此症胎前小腹作痛口燥喉乾乃受熱過多更傷生

冷陰陽不和宜用草果湯

川貝　白朮　茯苓　青皮　柴胡　黄芩各八分

草果一個　甘草三分

水煎空心服

四症胎兒攻心不知人事

此因過食椒薑雞肉熱物積在胎中更兼受熱受飢以致雙足亂動不得安宜用調中和氣散後用固勝丸通利母子即安

調中和氣散

大黃 石膏各一錢 檳榔 枳殼 知母 川連

柴胡各三分 黃蘖五分

水煎空心服

固勝丸此丸治孕婦大便閉結不通雙足亂動者服之

江子去油殼十枚 百草霜等分

共爲末米糊爲丸葱白湯下七丸此方過霸不可亂用

五症胎前氣緊

此症過食生冷兼有風寒肺經生痰氣緊宜用紫蘇湯安胎散

紫蘇湯

紫蘇 蘇梗 枳實 貝母 大腹皮 知母

當歸 石膏各八分 甘草 北五味各三分

水煎空心服

安胎散

阿膠 人參 當歸 生地各一錢 茯苓 小茴

八角各八分 川芎 甘草各五分

水煎空心服

六症胎前咳嗽

蘇子　麻黃　知母　蘇梗各八分　杏仁　石膏

枳實各一錢　甘草　北五味各五分

水煎空心服

七症胎前口鼻流血

此因傷熱致血亂行恐衝傷胎絡宜用衄血丸涼胎

不可用四物湯

衄血丸

丹皮　白芍　黃芩　側栢葉炒各八分　蒲黃一錢炒黑

共爲末米糊爲丸滚湯下

八症胎前瀉痢

此因過食椒薑雞肉熱物入脾大腸火燥必變成痢也初起一二日用甘連湯立效如瀉久孕婦形瘦精神少者母子兩亡不能救也方見經期三十二症

九症胎前漏紅來如經期一月一至

此因胎漏宜用小烏金丸立效

小烏金丸方

海金沙煆三錢 殭蠶 川芎各五錢 蒼朮四錢 厚樸六錢 百

草霜五分 防風 當歸 小茴各五分 側栢葉五分

共爲末米糊爲丸如桐子大滚水送下一百丸

十症胎前白帶

此乃胎氣虚弱之故先用扁豆花酒炒服後用閉白丸

閉白丸方

龍骨 牡蠣 海螵蛸 赤石脂各五錢

共煆爲末米糊丸如桐子大酒送一百丸

十一症胎前赤帶漏紅如猪血水不止

此症其婦精神短少急用側栢丸立效

側栢丸方

側栢葉　黃芩各四兩

蜜丸桐子大白湯送一百丸

十二症胎前氣急咳嗽

此症氣急動紅咳嗽不止其紅應月期而來日午心熱人皆作癆症治不效宜先用逍遥散退熱後用紫菀湯止嗽而安二方見月經第四症

十三症胎前動紅

此因食飽跌傷惡氣血破如流水不止急用膠艾湯

止其血次用安胎散飲固其胎但安胎散强壯者

初起三五日宜服虛弱者日久不治膠艾湯方見

經門二十六症

安胎散方見胎前門第五症

十四症胎前小便不通

此症名爲轉脬用車前八珍湯

白术　茯苓　甘草　當歸　熟地各二錢　人參

川芎　白芍　車前子各一錢

水煎空心服

十五症胎前大便不通

此亦名轉脬與前症小便不通同治之

十六症胎前小產

有孕三四箇月而小產者若不調治恐再孕有失宜

用益母丸服之萬無一失

益母丸方

益母草　當歸各四兩

蜜丸桐子大每早白滾湯下三錢

十七症胎前怔忡

孕婦心常恍惚遍身發熱乃氣血虛弱受孕不過宜

用硃砂湯

硃砂研末　猪心一箇

水一盂煎調硃砂末服之效

十八症胎前浮腫

此乃血氣虛弱所致忌用通利之藥恐傷胎也宜用

大腹皮湯

大腹皮湯方

大腹皮　五味皮　青皮　陳皮各一錢

水煎空心服

十九症胎前陰門腫痛

此乃胎不能運動所致宜用安胎順血散此方見第五症加訶子水煎七分服

二十症胎前徧身酸懶

此症面色青黄不思飲食精神困倦只因少血不勝難養胎元宜用四物湯

當歸　熟地各一錢　川芎　白芍各八分

水煎服

二十一症胎前下血

看其婦形勝者三五日間急投安胎散若形瘦虛汗出四肢無力面色成灰乃病久矣不必治也

二十二症胎前腳氣

此乃下氣虛弱可用生血行氣之劑服烏藥順氣散

秦歸五錢　川芎一錢　台烏錢半炒　陳皮一錢　枳殼一錢　桔梗一錢　白芷一錢　麻黃八分　甘草五分

生薑點酒服

二十三症胎前中風

其症牙關緊閉痰涎不知人事因多食生冷并風邪

所致先用黃蠟膏

黃蠟　麻黃　枯礬各等分

爲末溶化揩牙關

二十四症胎前癱瘓

此症胎前手足不能動乃胃裏有痰凝住血氣所致

宜用烏藥順氣散出汗卽效方載二十二症

二十五症胎前腰痛

此症乃血脈蔭胎不能養腎以致水枯而腰痛宜服

猪腎丸

猪腰一箇

入青鹽二錢焙乾爲末蜜丸如桐子大空心酒

下五十丸卽愈

二十六症胎前頭痛

此因風邪入腦陽氣衰也當用芎芷湯

甘草五分　菊花　川芎　白芷　石膏　白芍　茯

苓各一錢

薑三片水煎服

二十七症胎前泄瀉

此症有四治春用平胃湯夏用三和湯秋用五苓散

減去肉桂加滑石甘草冬用理中湯

二十八症胎前心痛用十指散治之

草果一箇　元胡　沒藥各八分

酒煎服

二十九症胎前忽然倒地

此乃血少不能養胎母無精神承胎不住頭昏目暗

不須服藥飲食培補自愈

三十症胎前大便虛急

此乃脾土燥大腸澁阻只宜理其脾土通大腸不可

用硝黃宜用一枳湯

枳實二兩

水煎不拘時服

三十一症胎前徧身瘙癢

此因有風不宜服藥用樟腦調酒徧身搽之

三十二症胎前陰門癢甚

此因有孕房事不節陽氣留畜而作癢宜用川芷湯

川椒一兩 白芷一兩五錢

水煎服

三十三症胎前乳腫

此症名爲內吹生寒作熱用皂角散立安

皂角一條燒灰存性研末好酒送下

三十四症胎前喉痛

此因傷風咽喉熱痛宜用升麻蘇梗湯

升麻　蘇梗　甘草各八分　防風　元參各一錢

水煎服

三十五症胎前消渴

此因血少三焦火勝而然宜用四物湯加川蘗生地

或六味地黃丸亦可

三十六症胎前耳鳴

此腎虛也宜用猪腎丸空心酒下七日立安方見前

一十五症

三十七症胎前潮熱不退

此症胎中發熱腹中作疼孩兒十月滿足無妨若七

八箇月潮熱母子難保

三十八症臨產不生

此因水乾孩兒不下可用益母散生其水水泛船行若生兒不下者死

益母散方

麝香一分 白芷 當歸 滑石各一錢 益母草三錢 肉桂八分

水煎服

增補胎前諸症

治胎漏如神

苧麻根去黑皮二兩洗淨搗碎同米煮粥食之屢驗

如下黃水或如赤豆汁加白銀五兩或銀首飾用

水煎服并治胎動不安

治一切漏胎並下血不止胎氣不安或心腹痛

當歸　川芎各五錢

酒煎入童便一盞一服見效

治胎將墜欲死者

淮生地酒炒二兩　砂仁一兩

水酒各一碗煎一碗分作二次服立效如神

又方　令產婦人用香油塗手自產門入輕托兒其
便即自出真妙法也
一兩令產婦仰面側卧其上頭低腳高其胎自上小
治胎壓脬不得小便服參危困者用藥一條探溺門
葡萄湯飲之即下根與藤亦可
治胎上攻心
再服或加川芎亦妙
葱白十四根濃煎汁飲之未死即安已死即出神效
治胎動下血腹痛搶心困篤者

胎溺出如注脹急頓消妙不可言

護胎法

凡孕婦一切熱病及內外諸症恐傷胎孕者取竈心土爲末用井底泥調敷心下即無患矣

凡婦人生子每患驚風當於懷孕三月成形之時服五花湯永除風患

五花湯

土紅花　靛青花　益母草花　桂花　凈銀花

以上五花各陰時收取陰乾存儲每用花各五

分水煎空心服隔一二日再煎一服如此四

五次能保生子永無驚風神方也不可輕視

加人參五分更妙如無亦可

治孕婦從高墮地腹痛不止

生地　益母草各二錢　當歸　黃耆各一錢炒

薑水煎服

治孕婦失墮以致腹痛下血胎動不安者

砂仁去皮微炒為末每服二錢熱酒或米湯下覺胎

熱即安

又方　佛手散服之亦效如神

治一切墮傷動胎腹痛下血

砂仁三兩于熨斗內炒熟去皮取仁爲細末每服三錢熱酒調下或陳艾煎湯加鹽調服俱效或魚膠切片同鴿糞炒成珠去糞取珠爲末酒調服三錢俱效

治孕婦兒在腹中啼者

取空屋內鼠穴中土一塊令孕婦含之即安

治孕婦腹中兒哭

此因孕婦登高舉臂兒口中所含臍帶上疙瘩脫落故此作聲可令婦曲腰就地如拾物狀則疙瘩仍入兒口卽無患矣

治孕婦心痛不可忍

鹽一撮炒紅衝酒服

治孕婦心腹猝痛不可忍者

失笑散服之神效

失笑散方

五靈脂蒲黃香附靈脂半生半炒各等分爲末溫酒

調服

治孕婦猝然心痛欲死

白朮四錢　赤芍三錢炒　黄芩一錢

水煎服

治孕婦下血不止

鹿角屑　當歸各五錢

水三盃煎盃半頓服兩服即止

治孕婦忽然心痛悶絶欲死者謂之中惡

金銀花藤葉煎湯服之立效

治孕婦腰痛不可忍者

破故紙炒香爲末空心先嚼核桃肉一箇令爛

後以温酒調藥末三錢服之自效

治孕婦腰痛如折

大黑豆二合炒香熟

以酒一碗煮七分去豆空心頓服或因閃挫或

因氣滯皆效

治孕婦不得小便

滑石末以車前草擣汁調敷臍下水調亦可

治孕婦患淋小便熱痛而數

地膚子　連莖葉五錢

水四升煮二升分三次温服或飲鮮汁亦可

治孕婦下痢赤白灰色並泄瀉腹痛垂危者

黑豆二十粒　甘草二寸半生半炒　大罌粟殼五箇去頂筋

半生半炒

共爲末薑三片水煎空心服

治孕婦中風口禁言語不得

白术一兩半　川獨活一兩　黑豆炒一合

共合一處水三升煎一升半去渣分四次溫服

口禁者撬開灌之得汗卽愈

治胎前產後一切危急諸症

凡孕婦撲跌子死腹中惡露妄行疼痛不已口禁欲絕用佛手散探之若子死腹中立刻送下腹痛卽止子母俱安　又治臨產艱難胞衣不下及產後血暈不省人事狀如中風血崩惡露不盡腹中血刺絞痛血滯浮腫血入心經語言顛倒如見神鬼血氣相搏身熱頭疼似瘧非瘧一切胎前產後危

急狠狽垂死等症並皆治之丹溪云催生只用佛手散最穩而效速

佛手散

秦歸酒洗一兩　川芎七錢

各等分挫作四服每服先用水一盃煎將乾入酒一盃半煎五七沸溫服口禁者撬開灌之約入行五里許再灌一服盡此四服便立產神效如難產橫倒子死腹中先用黑豆炒熟入白水童便各一盞用藥四錢煎服　如胞

衣五七日不下人將垂死及矮石女子交骨不開者加龜板及生育過婦人頭髮燒灰爲末各三錢酒調服産後血崩加白芍

治婦人胎前産後中風俱效

古拜散

荆芥穗焙燥爲末每服二錢豆淋酒調服

治胎前吐血神效方

先服生地湯四貼後用橄欖湯五六劑

生地湯方

生地三兩 百部四錢 阿膠四錢 白芍八錢 蓮肉三錢 川貝母六錢
條芩八錢 山豆根去老頭一錢用三錢
水煎服

橄欖湯方

生地八錢 百部半錢 白芍 紫菀 元參 川貝各一錢
北五味九粒 山豆根八分 黃芩半錢 石蓮六分
橄欖二枚為引將藥入罐內水煎紙蓋不封用
小刀一把壓之只一人于淨室中緘默不言
煬爐緩火而煎煎好與病人面向東服

產後門十五症（後附產後必要歸芎丸方）

一症產後血氣痛偏身發熱

此症產後餘血不盡腹中作痛當去其餘血其熱自

退用紅花散方見經行六症

二症產後血盡作痛

此乃腹中虛痛若有潮亦是虛潮用四物湯加茴香

烏藥乳香木香五靈脂麥芽入內煎服四物湯方

見胎前二十症

三症產後惡血發熱

此症內傷外感宜服五積散方見經門二十三症

四症產後咳嗽

此症產後傷風變咳嗽宜用小青龍湯

甘草　乾薑各五分　五味子三分　杏仁錢半　半夏一錢

薑三片水煎服

五症產後子宮突出

此症用鯉魚燒灰存性研末清油調搽即愈

六症產後瘕痘突出

此症先用連翹散後用黃蠟膏立效方見胎前二十

三症

連翹散方

連翹　黃耆　瓜蔞根　防風　山梔各一錢　甘草五分

每服三錢水煎七分服

七症產後一月惡血重來

此因產後未滿一月夫婦交媾搖動骨節以致血崩不止昏迷不知人事急以金狗散治之方見前月經門七症

八症產後氣急

凡產後氣急泄瀉不止煩熱口乾乃外熱內虛必死之症不必治可用補中健脾之劑

九症凡產後舌黑如塵口乾無津液乃腎欲絕亦死症不治

十症產後譫言乃惡血攻心上勝下虛亦死症也

十一症產後弔陰與經門第十七症同治即愈

十二症產後三四日瘀血停住作痛

凡產後瘀血疼痛經流不止必還有一子死在腹中

未生急服救母方

益母草　艾心各一把　童便　麻油　老酒各一碗

以草艾二味擣汁半茶碗將童便等三味衝入

二味再加蜜五匙調服瘀血出疼痛止如有

死兒亦卽出矣

十三症胎衣不下

此因身衰血少以致乾澁不出宜用芎歸湯更宜審

其婦衣胞在胸膈者難治在小腹者用破靈丹如

產婦面色青黃口舌黑指甲青者此子死也如子

死腹中肚腹必冷用斬爛丹打下死胎以救其母

若面色青黄指甲紅者其子即生不可用斬爛丹

失録

芎歸湯

川芎 當歸各二錢 益母草一把取汁

和老酒煎服

破靈丹

紅花一兩 蘇木五錢

生酒煎服

十四症分娩艱難產下嬰兒不哭若死者

臍帶切莫剪斷宜用燈火緩緩燒斷陽氣兩補自然

母子俱活

十五症產後必要歸芎丸

此方生產後煎服一貼去敗血止腹痛並除婦人一

切雜症

當歸五錢　川芎　紅花　山查各二錢

水煎八分產畢扶上床坐定卽與熱服凡孕婦

臨月可卽預備收磁瓶內勿走藥氣則取用

甚便渣再煎停一時服

增補產後諸症

婦人產後血暈服黑龍丸神效

眞琥珀白茯苓等分爲末用黑豆一盃炒焦以黃酒淬入鍋內去入將酒調煎服灌之立醒

治產後血暈昏迷欲死者

急取韭菜根一大把切碎入小口罐內用滚熱酸醋泡之將瓶口與病人鼻孔相對使其氣入患人鼻內衝逵經絡血行卽活神效

治產後氣絶血暈腹絞痛

用乾艾生薑各五錢煎濃湯服之卽效

治產後血氣疼痛

益母草二兩 歸尾 川芎各二錢

清水煎入童便老酒各一小盃温服

治產後血暈及中風目下視口角與目外嘴向上牽急

四肢强直不省人事

用雞蛋清以荆芥末二三錢童便一盞酒醋一盞調

服良久卽活甚驗

治產後五七日中風咬定牙關不省人事

桃仁一兩 荆芥穗二兩

其爲末每服三錢水一盃煎八分温服須臾便

醒卽效

治產後血脹悶欲死者

蘇木五兩煎濃汁服之血行而愈經驗

治產後餘血攻心或下血不止面青身冷

刺鮮雞血一盞飲之二三服卽效羊血亦可

治產後惡血攻心或胞衣不下腹中有血塊

錦紋大黃一兩爲末好醋三斤同熬成膏丸桐子大

每服五丸酒或醋半盞化下

治產後三日牙關緊急眼目直視四肢冰冷

用乾薑炒黑五錢水煎入童便一盞温服立效

治產後暈倒不省人事眼黑耳鳴或中風口吐涎沫手

足瘛瘲

當歸　川芎　荆芥穗各等分

水煎入童便温服

治產後大便不通膨脹氣緊坐卧不安

用麥芽一合爲末溫酒調服頁久卽通神效

治產後大小便不通將危者

熟地一兩水煎服愈

治產後下血

用百草霜三錢好酒送下

治產後陰門腫下脫腸出不收玉門不閉

用石灰五升炒黃將灰投入水內候澄清趁暖洗之

須臾卽止神效

治產後陰門腫痛

用蛇床子二三兩煎水頻洗卽愈

治產後陰門腫極不可忍者

用桃仁不拘多少泡去皮尖研碎入泥塗上卽愈

治產後陰門癢極不可忍

用食鹽一兩研末塗之卽愈

治產後腸中作癢不可忍

用針線袋密安所卧褥下勿令人知箭鏃亦可

治產後一切諸症理產回生丹

川大黃一箇爲末紅花三兩炒黃色入醋酒一壺煮五六滾去渣用汁大蘇木

三兩搥碎用河水五碗煎至三碗去渣用汁　黑豆三斤用河水五碗煎至三碗去渣用汁

先將大黃末好陳米醋四碗攪匀文武火熬膏如此二次方下前之三汁一同均合再以文武火熬成膏取起若鍋焦另焙乾為末入後藥在內

熟地九蒸曬　川芎酒洗　元胡酒炒　香附童便浸炒　蒼朮米泔浸炒　茯苓　蒲黃炒　桃仁去皮　當歸酒浸各一兩　三稜醋炒　牛膝醋洗　羌活酒洗　山萸酒洗净去核　地榆　甘草　白芍酒炒　良薑　莪朮醋炒　杏仁去油净各五錢　人參　牛黃　白朮炒　青皮去穰　木瓜各三錢　木香　沉香各二錢　乳香去油一錢　烏藥

一兩五錢五靈脂五錢酒淘炒

右藥共爲細末以大黄膏擣爲丸如彈子大每

服一丸熱酒化下通口服恐冷則凝住不能

行耳

產後頭痛身熱有汗爲傷風加桂枝末三分葱薑湯送

下服

產後頭痛身熱無汗爲傷寒加麻黄末三分葱薑湯送

下服

產後無乳加花粉末黄連末歸尾末穿山甲末各三分

熱酒化下不拘時服令產母自揉乳頭十餘次

此丹胎前亦有可治之症但產後更收全功將產後

之症開列於後

一子死腹中孕婦染病六七日經傳臟腑熱極以致子

死腹中墜於臍下不得分娩命在須臾急以此丹服

之三九郎下

二難產緣胎氣已成子食母血臨月足餘血成塊呼爲

兒枕臨產之時兒枕先破及將生時枕破之血包裹

其子以致難產若服此丹逐出敗血須臾自生其橫

生逆生可同治之

三胎衣不下分娩旣訖毋　受其寒產後血入胎衣中脹滿不下令人悶脹飲食　不進急服此丹逐出衣中惡血其衣自下

四產後血暈時常眼花見　黑者產後血氣未定還走五臟奔尅于肝醫人不識　呼爲胎氣急服此丹卽愈

五產後口乾心悶生產三　二日後血氣未定或食麪物麪與血結或聚于心是以煩渴不識者呼爲胸膈壅悶服此丹百無一失

六產後寒熱似瘧產後虛羸血入于脾胃則寒熱口渴

醫人不識誤作瘧治此丹可治

七產後四肢浮腫敗血入五臟傳滿四肢不能動運以

致浮腫不知者呼爲水腫凡氣閉而小便澁血腫而

四肢寒先服此丹去其敗血後用利水行氣藥卽愈

八產後血邪如見鬼神言語顛狂產後敗血熱極衝心

以致煩燥言語顛狂醫人不察呼爲邪風此大誤也

急服此丹卽愈

九產後失聲不語人心有七孔因產後敗血衝心流入

孔中爲血所閉以致失聲不語醫人不知呼爲脫音失聲宜服此丹

十產後瀉痢腹痛產婦未滿一月誤食生冷硬酸之物與血相傳流入大腸不能尅化或帶膿血或裏急後重以致腸痛不安服此卽愈

十一產後百節酸痛醫人不知呼爲濕症誤服別藥無效卽服此丹三五丸去其瘀血疏通卽愈

十二產後小腸脹尿血如雞肝產後調理失宜欲飲食而不得兼以怒氣所致餘血流入小腸閉卻水道是

以小便澁結似雞肝流入大腸閉刼肛門以致大便澁難醫人不知呼爲五臟淋漓損傷心肝以致瘀血成塊形似雞肝殊不知敗血流入大腸而致服此丹三丸立效

十三產後下血如山崩產後惡露未盡因誤食酸鹹冷熱之物以致變爲血崩血漏色如肝樣渾身潮熱背膊拘急胸腹煩悶不知者以爲崩下但婦人癸水將至暴下不止行期過度故曰崩漏產後血氣正行失于保養以成此疾急服此丹三四丸卽愈

十四產後胸膈氣滿嘔逆不定產後血停于脾胃心氣相衝不安胸膈脹滿嘔吐偏多醫人不知呼爲翻胃不知胃口不受飲食故曰翻胃若產婦血停于脾心氣相衝而爲嘔逆如何謂之翻胃服此丹二三丸可愈

十五產後咳嗽寒熱往來心煩口乾睡夢多驚體虛無力名曰血閉腹痛面黃此最難治也變爲骨蒸治宜仔細若服此丹不效雖盧扁不能救矣

十六產後喉中如蟬鳴敗血衝過于心轉入肺內氣血

結塊喉中作聲如蟬鳴聞之以爲怪產後得此十難救一服此丹一丸或可痊愈

十七產後面黄口乾鼻内流血徧身黑點繞項者產後惡露散入五臟六腑滿溢流于肌膚散于四肢熱結傳送不通此症甚危十無一生急以此丹服之可保無虞

十八產後腰痛如角弓者產婦百日方脱產禁今止半月貪食快口之物以致煩熱不安經未調治虧損疼痛服此丹可以求救

十九產後小便短澁大便不通大腸血少燥熱所結小便淋漓乍寒乍熱汗常不脫如醉如癡眼花皆屬虛症此丹服之無危

二十產後咳嗽不止加人參三分五味三粒紫蘇葉三片甜酒一盃煎七分送丹一九

二十一室女經閉不通夫室女與婦人不同經藏于胞絡漸入子宮至十二三歲出現始知人道苟因或喜或怒寒溫失宜以致血結不行且宮中癸水不行如

地之陰而乾涸也室女身中亦就是先天天一生水

地六成之先服四物湯三劑使癸水生宮中然後以

囘生丹引道而疏通之佳

蓬木末二分赤芍末二分花粉末五分薑黃末五分醋酒煎

服再服囘生丹如是則水火既濟何慮其不通哉

切勿信作瘵治詩云經陰何事月經逢貪食酸鹹

誤損人飲食當風凉快處致其血海凝宮中華池

不開三焦熱咽氣喉中心腹疼神功自有回生葯

一服能消百病根

二十二月經後來用回生丹酒化下卽愈一切生冷酸

醎之物宜忌則百無一失其效如神

二十三胎前產後下血

詩曰胎婦胎痛願來醫四物湯湊理黃者艾葉阿膠

兼熟地川芎當歸白芷齊香附更兼紫蘇葉水煎

一服更相宜世人識得元中妙夫婦和諧子息滋

此方神效

難產門

治婦人分娩並小產死去者奇驗方

按產後多因身體虛弱去血過多接氣不來故此暈死不察其理以爲眞斃棄而不救以致誤死須按產婦心胸有暖氣可救用鮮益母草艾葉不拘多少二味採來擣汁無鮮者即乾亦可須煎汁半酒盃或半茶盃再加童便一酒盃和勻趁熱扶起用尖刀撬開牙關灌之即時復甦隨服扶元神藥

扶元神藥方

益母草　艾心各十二枚各長二寸老酒一碗黑豆一盃未

生蛋雞一隻去淨毛並腸物勿令下水入上四

味在內用麻縛住入瓦罐內以水一碗半上用
瓦缽蓋之鍋內重湯熬熟先將雞內酒飲之然
後食肉連湯喫盡如此連食三四隻補囘元神
即如舊矣若產婦身浮腫服之立消百發百中
功難盡述

治橫生逆產並治死胎胞衣不下

蓖麻子三十粒研爛去殼　於產婦頭頂上薙髮少許塗之須
臾覺腹中提上即除去再於足心塗之自然順生
生下即去藥遲則腸出不收如胞衣不下只貼足

心卽下

治難產或橫或逆或血海乾涸以致胎死不下惶惶無措死在須臾者急用皮硝二錢壯者三錢若寒天可加大附子去皮臍用二三錢老酒半盃童便半盃入皮硝煎一二沸温服立下百發百中

治橫生逆產手足先出者

其症孕婦欲產時腹痛不肯舒伸行走并曲膝眠卧致兒身不得轉或纔轉而未順用力逼之也若手先露急令產母仰卧用細針刺兒手足一二分深

刺三四針以鹽塗之香油抹之輕輕送入兒受痛驚轉一縮即正生矣或足先下即以鹽塗兒足底搔令知癢並以鹽摩產母腹上即順生矣不可任其久下不送不可妄用催生方藥且手足出非藥可治又切勿聽凶婦用刀割兒手足致死腹中亂攪母腹矣

治橫生逆產手足先見者

柘樹皮不拘多少用水七八碗鍋內煮熟連飲二碗少頃不動又進一碗少頃又進連四五碗其胎因

藥氣提上自然轉身順下矣先與產母說明有此

好藥絕無為害不必心慌

黑神散

治横生逆產並胎前產後虛損月水不止崩漏等症

百草霜　白芷勿見火其為末每服二錢以童便米

醋和如膏加滚湯調服或童便酒浸煎連進二服

血見黑卽止此藥能涸血又免血涸甚妙

治盤腸生臨產腸先出然後兒生其腸不收甚為危急

用醋半盞新汲水七分調勻噀生母面每噀一縮三

噀盡收眞頁方也

又方　伏龍肝爲末卽竈心土温酒塗頂上立收

治臨產破水三五日不下將死未絶者

大魚鰾三寸香油浸過燈上燒之滴下油入酒中其灰研末用酒調服立下

治胎死不下指甲青舌青脹悶口中作糞臭

蒼术米泔水浸炒　厚樸薑汁炒　陳皮各一錢　靈草五分　用老酒同水各一盃入朴硝五錢温服三五服其胎化血而下屢驗

治胎死不出胞衣不下

用黑豆三合洗淨炒香熟入醋一大碗煎五六滚去豆取汁分作三四次服之再以熱手順摩小腹其胞卽下胎卽出眞仙方也

治胎衣不下

一婦人胞衣不下胸腹脹痛手不敢近用熱酒下失笑散三錢惡露胞衣俱下

治胞衣不下腹中脹急此卽下遲則不救

牛膝　川芎　朴硝　蒲黃淨末各六錢　當歸三錢　桂心

一錢

共爲末每服五錢薑三片生地三分水煎衝服

又方　用冷水入醋少許噀產婦面神效

治胎死腹中

芒硝二錢童便調服立下有一猫孕五子已生一子

四子死在腹中用此灌之卽下立效

又方　鹿角燒灰存性爲末老酒衝服三錢卽下

又方　雞蛋三箇去黃取清入醋少許攪勻含口中卽

下或嚼葱白卽下

催生保全子母神效方

全歸一錢酒洗川羌活五分川芎錢半貝母去心二錢白芍酒炒一錢二分冬月用一錢厚樸薑汁炒七分生黃耆八分甘草五分荆芥穗八分枳殼麪炒六分蘄艾醋炒七分菟絲子酒泡曬乾捻淨二錢五分引用薑三片水二盞煎八分渣煎六分預服者空心服臨產者隨時服以上照方逐件炮製稱準分兩無不奇效

右方專治一切胎產未產者能安臨產者催生如有懷孕傷損不拘月數及腰腹疼痛服之即愈其有見紅

勢欲小產者危急之際一服立愈再服全安如有足月而交骨不開横生逆產或嬰兒死於腹中者此藥服之立刻即下每服不過二劑此方異人傳授因見收生婦人每每用刀割取致傷產婦傳此經驗奇方濟人無量無不奇效

催生易產方

黄蜀葵子焙乾爲末熱酒調下二錢如無子花亦可死胎不下紅花煎酒調服若胎漏血乾難產痛極者並進三服良久胎中氣寬胎滑即生須見正產

方可服之

又方　尋路舊草鞋一枚取樑上舊繩一條洗淨燒灰存性童便和酒調服三錢單用酒調亦可屢試有效奇方也

又方　用上好蜂蜜調百沸湯服之立產如胞衣不下仍前服之卽下

又方　魚鰾七寸用香油炒焦爲末酒調下三錢神效

一方　鮮益母草擣汁七合煎至一半頓服立下如無新草煎陳草湯服之亦下死胎如有益母草膏更妙

一方　用活雄鼠腎一對加麝香三分擣爛作三丸硃砂爲衣滚湯送下少時卽下其葯丸在男左女右手中捻出

一方　用鼠腎一對硃砂麝香各一分半共擣爛爲一丸白滚湯吞下卽生不可入婦人手一丸可用二次

一方　用乳香同前丸服俱效

一方　取高牆上蛇脫一條頭向下者焙乾爲末加麝香三釐以乳調膏貼臍眼卽下將膏卽去不可久貼

一方　蛇退火煆爲末五分巴豆一粒草麻子三粒麝

香一分同搗餅蹈產婦臍上卽下並治死胎

一方　蟬退蛇脫小兒頭髮各等分燒灰存性爲末每

用五分黃酒調服立下

一方　取東向槐條三根當腹痛緊時折來交產婦兩

手緊緊捻住卽下

婦人陰戶諸症

治婦人陰腫如石痛不可忍二便不利

用枳實　陳皮各四兩　炒令香熟以絹袋盛之遍身上

下及陰腫處頻頻熨之冷則又換至喉中覺枳實

氣則痛止腫消二便俱利矣或單用枳實一味炒

熨亦可

治婦人陰硬痛不可忍

用絲絹燒灰爲末調靑魚膽以鴨毛蘸搽自愈無靑

魚鯽魚亦可

治婦人陰翻出流黃水

棉繭燒灰爲末酒調鴨毛搽之即愈

治婦人陰腫作癢

煮蒜湯洗之鹽搽亦可或杏仁燒灰綿裹納陰戶中

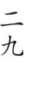

效或猪肝燒熟乘熱納陰戶中俱效

治婦人陰癢難忍

蛇床子　白礬二味煎湯洗之卽愈

治陰戶生瘡痛癢難忍

此因慾事頻多損其眞陰之氣故也以硫黃同白礬

泡湯洗之三五次後再用杏仁燒灰麻油調搽郎

愈

治婦人陰瘡

用枯礬　五味子　皂角等分

共燒灰爲末搽之或桃葉擣爛綿裹納入陰戸

中亦效或搽鯽魚膽殺蟲止痛亦效

又方　杏仁不拘多少燒灰存性加麝香少許爲細末

如瘡口深用絹袋滿盛藥扎口炙熱塞在陰戸立愈

治婦人陰挺出下脱方

蛇床子五兩　烏梅十四箇　水五升去渣煎熱洗之每日

夜三五次極妙

乳門諸症

治婦人產後無乳服湧泉丸神效

漏蘆　花粉各一兩　穿山甲炒黑五錢　當歸三兩　川芎五錢

白芍酒炒一兩五錢　人參一錢　生地一兩五錢

共爲末煉蜜丸如桐子大每服三丸早晚黄酒下

湧泉湯方

治無乳

王不留行三錢　穿山甲二錢炒焦　歸身　花粉各錢半　木通

靈草各一錢

共研末用猪蹏湯一盃調服其乳立通

治乳少

通根草三兩搥碎　猪蹄二枚

其煑爛去藥飲酒喫蹄外用葱湯洗乳卽效又

鹽炒芝麻常食亦效

治乳不通

屋上瓦松　牛膝　歸尾各等分　焙存性爲末好酒

調服日進三五次卽通

又方　老絲瓜　蓮子等分　燒存性爲末酒送出汗亦效

治婦人奶花

葛根　地瓜根等分

共爲末米泔水洗淨搽之卽效

治乳吹無乳者

紅棗去核七枚每枚入鼠屎一粒燒灰存性爲末入

麝香一釐温酒調服

治吹乳腫痛

生半夏一箇同葱白擣爲丸用線裹如患在左乳則

塞右鼻患右乳則塞左鼻一夜卽消極效

治奶吹奶結經驗方

瓜蔞一箇碎 荆芥 花粉 銀花各一錢 當歸二錢 甘草八分

黄酒水各一碗其煎一碗温服

治奶風並奶上各症

用羊角一箇煆存性研末酒衝服立效

治乳癰未結卽散已結卽潰極痛不可忍者服之止痛

因小兒吹乳變成斯疾者並治

陳皮去白 乾麪炒黄爲末一兩 麝香一分研勻酒調

下二錢葢被出汗卽愈

瓜蔞散

治乳癰已成化膿爲水未成即治治乳之方最多惟此極效　並治瘰癧瘡毒一切癰疽腫毒

瓜蔞連子二箇同研細　生粉草　當歸各五錢　乳香　没藥各一錢

老酒三碗煎二碗分三次服仍以渣敷患處

治一切乳吹乳癰驗方

用葫蘆巴五錢入羊腸內煮爛對中切開倒出再用淨水煎湯服之立效如神

治乳癰潰爛經年不愈將見臟腑只有一膜

鼠糞以光者佳土練子經霜者佳川練不可用露蜂

房各三錢俱煆存性研淨末和勻每服三錢酒下

間兩日用一服其痛卽止不數日膿盡卽生肌收

口神效

治乳癰乳吹登時立消

用葱連根擣爛厚敷患處以瓦器盛火熨葱使蒸熱

出汗卽愈

又方　韭菜地蚯蚓糞一錢葱子一錢共爲末米醋調

敷乾則易之以愈爲度

治乳頭破裂

檢秋茄子裂開者陰乾燒存性爲末水調敷之立愈

治婦人乳頭生瘡汗出疼痛不可忍者

鹿角三分甘草一分共爲末以雞蛋黃和之入銅器內

于溫處炙熱敷之每日兩次神效

治乳癰初起

芝麻炒黑爲末調油並燈內宿油調敷立效

婦人內毒

腹痛如刀割每痛至死不敢着手六脈洪數此腸癰

毒也用

穿山甲土炒研 白芷 貝母去心 殭蠶 大黃等分

水煎服打下膿血自小便中出即愈忌煎炒熱

物

治腸癰肚癰一切諸症

木瓜 白芷 金銀花 羌活 連翹 蒼术

甘草節各一錢 生地 貝母 牛膝 荆芥各二錢

當歸五錢

好黃酒空心煎服

治婦人足指生瘡久而不愈者

用男子頭垢泥和桐油敷之卽效